MÉDECINE SIMPLIFIÉE.

NOUVEAU TRAITEMENT

PROMPT ET FACILE

DES FIÈVRES INTERMITTENTES,

DES CONGESTIONS CÉRÉBRALES

ET DE

L'APOPLEXIE

PAR

A. BRAYER, D. M. P.

Auteur de

NEUF ANNÉES A CONSTANTINOPLE.

PARIS

LIBRAIRIE MÉDICALE DE GERMER-BAILLIÈRE,

RUE DE L'ÉCOLE-DE-MÉDECINE, 17.

1841

MÉDECINE SIMPLIFIÉE.

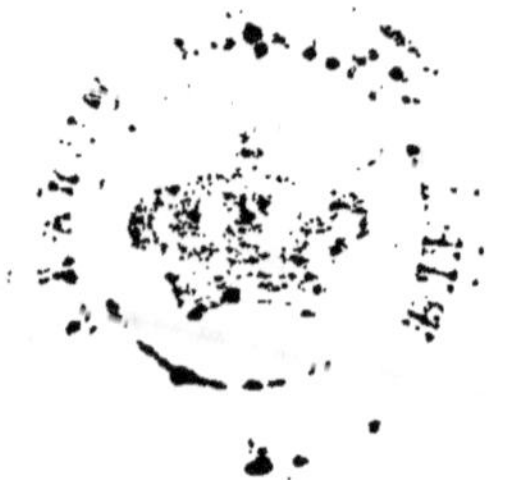

IMPRIMERIE D'A. RENÉ ET COMP., RUE DE SEINE, 32.

MÉDECINE SIMPLIFIÉE.

NOUVEAU TRAITEMENT

PROMPT ET FACILE

DES FIÈVRES INTERMITTENTES,

DES CONGESTIONS CÉRÉBRALES

ET DE

L'APOPLEXIE

PAR

A. BRAYER, D. M. P.

Auteur de

NEUF ANNÉES A CONSTANTINOPLE.

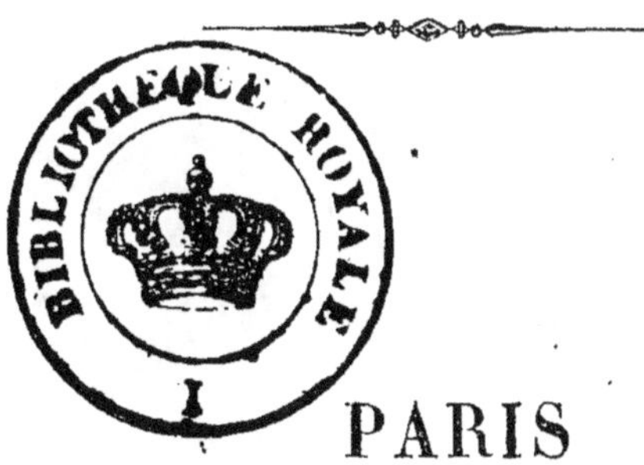

PARIS

LIBRAIRIE MÉDICALE DE GERMER-BAILLIÈRE,

RUE DE L'ÉCOLE-DE-MÉDECINE, 17.

1841

MÉDECINE SIMPLIFIÉE.

Il arrive quelquefois aux personnes qui demeurent à la campagne d'être attaquées, surtout pendant les grandes chaleurs, de fièvres d'accès plus ou moins dangereuses. Les causes de cette maladie sont rarement appréciables ; les symptômes, au contraire, faciles à reconnaître, offrent souvent, dès le début, une telle violence que les personnes qui entourent le malade en sont fort effrayées. Si l'accès a lieu pendant la nuit et dans une campagne éloignée, il se passe souvent plusieurs heures avant que l'on ait pu faire venir un médecin ; et le stade de froid, abandonné à lui-même, peut, dans certains cas, par le refoulement du sang du système capillaire sanguin de la périphérie dans le système capillaire sanguin des viscères, occasionner des engorgements très dangereux, des congestions cérébrales, pulmonaires, hépatiques, spléniques, etc., etc.

En attendant, les parents, les amis du malade cherchent à le soulager : l'un recommande des frictions ou un bain chaud pour rappeler la chaleur à la peau, l'autre un vomitif

pour débarrasser l'estomac, celui-ci un purgatif pour éva-
cuer les intestins, etc. Si, dans l'incertitude, on ne fait rien,
la maladie augmente d'intensité; si l'on se décide à agir, les
moyens auxquels on a recours sont, en général, incohérents,
peu efficaces, lorsqu'ils ne sont pas nuisibles.

C'est parceque j'ai vu l'inutilité et souvent le danger des
moyens employés par des personnes étrangères à l'art de
guérir; c'est parceque j'ai été moi-même deux fois atteint
de fièvres intermittentes, que je vais faire connaître mon
opinion. Lors de la première je dus, vu les circonstances où
je me trouvais, abandonner la maladie à elle-même; et,
pendant les six heures que durèrent les deux premiers
stades, je souffris si cruellement que j'étais atteint le lendemain d'une congestion cérébrale à laquelle je dus opposer
des saignées générales et locales. Dans la seconde, je me
trouvais à la campagne; l'accès se déclara au milieu de la
nuit; et, quoiqu'il fût très violent, je me guéris très promptement et parfaitement par des moyens simples, rationnels et
à la portée de toutes les familles. C'est sur cette dernière
observation que, dans l'intérêt de l'humanité, je crois devoir
appeler l'attention du public et celle des médecins qui s'in-
téressent aux progrès de l'art de guérir et à la simplification
des méthodes de traitement.

OBSERVATION.

Fièvre intermittente grave; trois accès en vingt heures.

Agé de soixante-cinq ans, doué d'une bonne constitution,
d'un tempérament nerveux très sanguin, souvent atteint
d'irritations cérébrales et gastriques, et sujet à contracter

toutes les épidémies régnantes, j'arrive bien portant à Triel, le 24 juin 1834, dans l'après-midi, par une température très élevée. A dîner, vers cinq heures, je mange deux fortes tranches d'un excellent melon. De sept heures à huit heures et demie, je vais me promener le long des bords de la Seine, et je me couche deux heures après. Le jour suivant, je mange à dîner deux tranches du même melon, je fais ensuite ma promenade accoutumée sur les bords du fleuve, et je me couche à onze heures.

Vers minuit, en me retournant sur le côté droit, j'éprouve dans le trajet de la moëlle épinière, vers la région lombaire, un frémissement singulier ; étonné de cette sensation, qui ne dura pas plus de trois à quatre secondes, je cherchais à m'en rendre compte, lorsque je sentis ma poitrine serrée comme dans un étau ; ma respiration devint de plus en plus difficile. J'éprouvai un froid glacial, un frisson général avec claquement des dents, et dans la région lombaire une douleur cruelle. Craignant d'éveiller la maîtresse de la maison, je cherche à étouffer mes gémissements ; l'instinct force ma volonté. Je remue un fauteuil pour que l'on vienne à mon secours. Déjà mes gémissements avaient été entendus. Maîtresse et servante accourent et en demandent la cause. Je réponds en mots entrecoupés : « C'est le commencement d'une fièvre intermit- « tente ; faites-moi promptement du thé (1) léger, mais très « chaud. » Enfin le thé arrive. Dans l'espace de dix minutes j'en prends cinq ou six tasses, de trois à quatre onces environ chacune, et je m'enfonce sous mes couvertures. Le frisson et le claquement des dents disparaissent peu à peu ; une

______

(1) On peut remplacer le thé par une infusion de fleurs de tilleul, ou même par de l'eau très chaude, légèrement édulcorée.

chaleur âcre, une soif ardente et un violent mal de tête les remplacent. La douleur lombaire augmente d'intensité : ma face est rouge, animée, et l'épigastre douloureux à la pression. J'aurais bien désiré, suivant mon habitude en pareille circonstance, me faire apposer quatre sangsues à la membrane pituitaire (1) et une vingtaine à la région épigastrique, mais il était près de minuit : la chaleur brûlante que j'éprouvais ne me permettait pas d'attendre. Convaincu que la sécheresse de la peau était le résultat de la concentration du sang refoulé dans les viscères pendant la période du froid, et qu'en rafraîchissant les viscères irrités, le spasme intérieur cesserait, la circulation reprendrait son cours, et la peau sa perméabilité, je me fais apporter du sirop de groseille et une carafe d'eau froide. En quelques minutes j'en bois cinq à six verres. Dès le premier, j'éprouve un bien-être général : la chaleur intérieure diminue graduellement. Au bout de vingt minutes, une transpiration abondante s'établit ; elle continue toute la nuit, accompagnée d'un profond sommeil.

A neuf heures du matin, sauf un reste de mal de tête, je me trouve si bien que je crois pouvoir me lever. Je descends au jardin, je me promène en réfléchissant sur ce qui m'était arrivé. La cause en était-elle due au melon que j'avais mangé ou aux promenades faites, vers le coucher du soleil, sur les bords de la Seine, dont les eaux étaient alors très basses (2)?

(1) On donne le nom de membrane pituitaire, ou simplement de pituitaire, à la membrane muqueuse qui tapisse les cavités nasales et les sinus maxillaires et frontaux.

(2) L'usage du melon et les promenades faites en été, vers le coucher du soleil, sur le bord des rivières ou près des lieux marécageux, passent pour être une cause fréquente de fièvres intermittentes graves.

Et ce frémissement fugitif, et cette douleur déchirante consécutive dans la région lombaire, que peuvent-ils signifier, sinon une exagération de la constriction spasmodique éprouvée par les membranes de la moëlle épinière, au début des fièvres intermittentes graves? Dans ce cas, mon tempérament éminemment sanguin, et les fréquentes congestions cérébrales dont j'ai été atteint, ne doivent-ils pas me faire craindre une fièvre pernicieuse apoplectique, et une terminaison funeste au troisième ou au quatrième accès? Quel en sera le type? que dois-je faire pour en prévenir le retour?...

Mais si la cause est douteuse, inconnue, les symptômes sont évidents. Pour me mettre en mesure, j'envoie chercher vingt-cinq sangsues et un gros de sulfate de quinine. A peine en avais-je donné l'ordre qu'un frisson me parcourt le corps, mes ongles deviennent livides et ma respiration difficile; je cours à ma chambre et me remets au lit. Le stade de froid a lieu; il est un peu moins violent que celui de la veille. L'on se hâte de me faire du thé, j'en prends cinq ou six tasses; survient le stade de chaleur sèche; elle est moins âcre; je bois cinq ou six verres d'eau froide et de sirop de groseille. Une sueur abondante termine l'accès. Il me restait une violente céphalalgie frontale et de la sensibilité à l'épigastre. Pour combattre l'une et l'autre, je veux me faire apposer deux sangsues de chaque côté de la cloison moyenne des fosses nasales, et vingt à la région épigastrique; mais, vu la saison ou par toute autre cause, aucune ne mordit; à défaut de sangsues, j'aurais dû me faire sur-le-champ quelques mouchetures à la pituitaire (1); on m'en dissuada, en m'assurant que ce mal de tête cèderait à de fréquentes applications, sur le front, de compresses trempées dans l'eau

____

(1) Voyez plus loin, à la fin de l'observation suivante.

froide, et à la volatilisation de l'éther. Mais ces deux moyens, quoique longtemps continués, n'eurent qu'un demi succès. La céphalalgie, qui, en moins de deux heures, eût été enlevée par des sangsues ou par des mouchetures à la pituitaire, dura encore deux jours entiers. (Dans ces sortes de maladies, gardez-vous surtout de demi-moyens.) L'eau froide et le sirop de groseille, au contraire, dissipèrent promptement l'irritation de l'estomac. Par précaution, je restai au lit et ne me permis qu'un potage.

Une légère transpiration avait continué jusqu'à sept heures du soir, et, sauf la céphalalgie, je me trouvais très bien, lorsque je fus saisi d'un nouvel accès, mais moins violent encore que le précédent. J'eus recours aux mêmes moyens qui m'avaient si bien réussi. Les deux premiers stades, quoique bien dessinés, durèrent à peine vingt minutes; celui de sueur dura jusqu'à huit heures du matin. Certain que cette maladie s'éteindrait bientôt d'elle-même, je ne crus pas devoir faire usage du sulfate de quinine (1). Je me levai à dix heures, me mis à une diète légère, évitai de me promener le soir sur le bord de l'eau, et attendis sans crainte l'accès qui pourrait survenir. Aucune récidive n'eut lieu.

Voilà, certes, une fièvre intermittente avec réaction sur l'estomac et sur l'encéphale, ou mieux une irritation céré-

---

(1) Mon intention n'est pas de déprécier l'emploi du sulfate de quinine, remède vraiment héroïque contre toutes les fièvres intermittentes, même les fièvres pernicieuses, mais d'offrir, ainsi que je l'ai dit, aux familles qui demeurent à la campagne les moyens de mitiger toujours les fièvres d'accès, et d'attendre sans danger l'arrivée d'un médecin qui en régularise le traitement.

bro-spinale intermittente avec irritation gastro-céphalique, bien caractérisée.

La soudaineté de l'invasion, la violence des symptômes, une douleur cruelle dans la région lombaire, jointe à une forte céphalalgie et à une soif ardente ; la répétition de trois accès bien dessinés, en vingt heures de temps, prouvent l'intensité de la maladie.

Le traitement est remarquable par sa nouveauté, sa simplicité et la promptitude du succès. Ici point de tâtonnement : les trois accès cèdent à la même médication ; et le sulfate de quinine, si prodigué de nos jours, reste inutile.

Il faut l'avouer, le traitement des fièvres intermittentes n'est pas encore nettement déterminé ; on ne s'accorde même pas encore sur le traitement du premier stade, celui du froid, toujours douloureux, quelquefois si cruel. En effet, tel praticien recommande d'échauffer, de stimuler la surface du corps par tous les moyens appropriés, et de donner à l'intérieur une infusion légèrement aromatique et très chaude. Tel autre prescrit une boisson doucement diaphorétique, tiède, souvent et peu à la fois. Un troisième s'exprime ainsi : « Dans le stade du froid, le rôle du médecin se borne à peu près à une simple expectation. On a conseillé pour ce moment l'usage des boissons tièdes et légèrement excitantes ; je ne l'ai jamais fait : dans nos hôpitaux c'est une condition à peu près impossible à remplir, et je ne sache pas que son omission ait eu quelque inconvénient. » Auquel croire ? C'est cette incertitude dans les indications des professeurs qui m'a décidé à décrire en détail la médication que j'ai essayée sur moi-même avec tant de succès.

REMARQUES SUR L'OBSERVATION PRÉCÉDENTE,

et précautions nécessaires pour l'apposition des sangsues.

Pour apposer des sangsues aux fosses nasales, il y a quelques précautions à prendre. D'abord il faut, surtout si le malade fait usage de tabac, lui nettoyer les narines avec un linge fin et mouillé ; puis, pour empêcher la sangsue de prendre une autre direction que celle voulue, boucher l'une des narines avec de la ouate de coton très légère, ou de la charpie, en la poussant le plus haut possible avec l'extrémité du petit doigt. On pose ensuite la tête de la sangsue, préalablement roulée dans une carte à jouer, dans la direction de la cloison moyenne des fosses nasales. Vu la grande quantité de vaisseaux sanguins qui s'y ramifient, ces annélides, que l'on doit choisir bien vives, s'attachent sur-le-champ. Quand elles ont bien pris, on opère de la même manière sur l'autre narine. Lorsque les sangsues sont tombées, on retire le coton ou la charpie au moyen d'une petite pince ou avec les extrémités d'une paire de ciseaux, et on laisse couler le sang jusqu'à ce qu'il s'arrête de lui-même. Si, comme cela arrive quelquefois, il cesse de couler trop promptement, on active l'écoulement en inspirant (reniflant) de l'eau tiède, pour enlever les caillots de sang qui peuvent s'être formés, puis on se mouche avec précaution. On réitère cette manœuvre jusqu'à ce que le mal de tête ait entièrement disparu.

Une des grandes objections pour lesquelles les gens du monde se refusent le plus souvent à l'apposition des sangsues dans les narines, c'est la crainte que de là elles ne s'introduisent dans l'œsophage ou dans la trachée-artère, et n'oc-

casionnent de graves accidents ; ou , pis encore , qu'elles ne
s'élancent dans le cerveau et ne causent la mort. Qu'on se
rassure : il n'y a pas de communication entre les fosses
nasales et le cerveau. Quant à leur introduction dans l'œsophage ou la trachée-artère , le tamponnement des fosses
nasales s'y oppose entièrement. Mais enfin si , par le plus
grand des hasards , et par l'oubli de la précaution si simple
que j'ai indiquée, une sangsue s'introduisait dans l'œsophage
ou la trachée-artère , on la chasserait promptement par les
voies de la défécation , en avalant quelques onces d'eau for-
tement salée, ou l'inspiration de la fumée de tabac l'expul-
serait par les voies de la respiration.

Pour encourager à recourir sans crainte au moyen que je
recommande, je crois devoir rapporter ici l'observation suivante, qui m'est également personnelle ; elle complètera la
précédente (*voy.* p. 9), que la mauvaise qualité des sangsues
a laissée incomplète.

OBSERVATION.

Dans le mois de juillet 1820, après de longues courses par
un soleil ardent, je fus atteint d'une congestion cérébrale
avec céphalalgie frontale, étourdissement, tintement d'o-
reilles, vertiges, etc., etc. J'envoyai mon drogman (j'étais
alors à Constantinople) chercher quatre sangsues pour me
les faire apposer à la cloison moyenne des fosses nasales.
Quoique habitué à me rendre ce service, mon drogman ou-
blia, dans son empressement à m'être utile, les précautions
susmentionnées, et se contenta de tenir par la queue la
sangsue qu'il introduisait dans la narine. Elle mordit sur-le-

champ. Il allait présenter la seconde, lorsque la première abandonna le lieu où elle s'était fixée, s'élança vers la base du crâne et s'y attacha avec tant d'ardeur qu'à travers la trompe d'Eustache j'entendais distinctement le bruit de la succion. Etonné de ce déplacement, je demande à mon domestique s'il n'a pas mis de coton dans la narine. Il répond, en tremblant, qu'il a oublié de le faire. Il est consterné ; il voit la sangsue déjà entrée dans le cerveau, et ma mort prochaine. Je le rassure. J'aurais pu extraire la sangsue avec des pinces, je préfère la laisser en place. En sept ou huit minutes, elle était tellement gorgée de sang que son extrémité inférieure dépassait l'ouverture de la narine. Avec une carte à jouer, je l'éloignai quelque temps de mes lèvres, et je me disposais à la faire tomber en jetant quelques grains de tabac dessus, lorsqu'un violent éternuement l'expulsa. Il est probable que ses dents, implantées dans le réseau des vaisseaux sanguins, en rompirent quelques-uns, car le sang ruissela abondamment pendant cinq à six minutes. Cet accident m'apporta tant de soulagement que je crus devoir activer pendant deux heures l'écoulement du sang en reniflant de l'eau tiède et en me mouchant avec précaution. Le lendemain matin, j'étais parfaitement guéri : ma tête était devenue si légère que j'en étais émerveillé. Ainsi, avec une seule sangsue, et en deux heures de temps, je vins à bout d'une maladie grave, qui, dans un climat comme celui de Constantinople, et avec mon tempérament, aurait pu, traitée d'une autre manière, durer plusieurs jours, et peut-être compromettre mon existence (1).

(1) On ne se doute guère, dans les climats tempérés, de l'intensité de la chaleur à Constantinople pendant les jours caniculaires. Les rayons du soleil sont si ardents, l'atmosphère tellement embrasée que, dans la dernière quin-

Mais si l'on n'a pas de sangsues à la maison, si leur mauvaise qualité ou les grandes chaleurs les empêchent de remplir le but qu'on se propose ; enfin , si par crainte ou antipathie le malade se refuse absolument à l'emploi de ce moyen, le meilleur de tous (1) , que faut-il faire ? Alors on doit recourir à des mouchetures pratiquées sur la cloison moyenne des fosses nasales. A cet effet, on prend un canif à lame mince, courbe et pointue, que l'on entoure d'un linge fin jusqu'à une demi-ligne de son extrémité ; on l'introduit avec précaution dans les narines, à un pouce de hauteur, en la dirigeant vers la pituitaire ; l'on fait de chaque côté deux ou trois mouchetures très superficielles. A défaut de canif, l'on peut employer l'une des pointes d'une paire de petits ciseaux, une forte aiguille à coudre, une épingle même, avec lesquelles, dans les cas pressés, on égratigne légèrement la pituitaire. Le grand but est d'obtenir rapidement une diminution notable de la circulation dans les parties qui sont le siége de la congestion. De cette manière, on peut prévenir, faire avorter ou guérir plus ou moins promptement :

1° Cette pléthore cérébrale si pénible, si dangereuse pour les individus d'un tempérament très sanguin , causée par le

---

zaine de juillet 1827, dix personnes en moururent tant à Péra qu'à Buyuk-Déré ; le 24 août trois voyageurs tombèrent morts auprès de la porte d'Andrinople, et un batelier fut trouvé mort dans son bateau.

(1) En effet, l'apposition des sangsues est le moyen le plus efficace pour opérer la saignée locale, parceque, plongeant dans l'épaisseur de la peau et quelquefois dans le tissu cellulaire sous-cutané, elles pompent le sang dans le tissu capillaire lui-même, et déterminent un afflux favorable au dégorgement des parties voisines du siége de l'irritation ; elles sont surtout indiquées quand il y a congestion locale dans un organe important, et que l'état de la circulation ne permet plus l'emploi de la saignée générale.

refoulement du sang dans les viscères, pendant le premier stade d'une fièvre intermittente ;

2° Cette nuance d'épilepsie (*convulsions, éclampsie*), qui attaque fréquemment les enfants en bas âge, à tête volumineuse, intelligence précoce, œil vif, physionomie mobile, etc., ainsi que les accès d'épilepsie chez les adultes à tête grosse et à face colorée ;

3° L'hémicranie (*migraine*), la névralgie faciale et ses variétés ; la névralgie maxillaire (*tic douloureux*) des personnes fortes, pléthoriques, chez lesquelles les artères environnantes battent avec force, et dont les yeux laissent couler des larmes âcres et brûlantes ;

4° La conjonctivite (*ophthalmie inflammatoire*) chez les enfants et les adultes ; l'irritation de la glande lacrymale, des points et des conduits lacrymaux, les tumeurs et les fistules qui en sont si souvent la suite ;

5° Le coryza (*rhume de cerveau, catarrhe nasal*) de quelque intensité, et cette pesanteur de tête, cette douleur fixée dans les sinus frontaux qui l'accompagnent, et ces ulcérations (*ozène, nez punais*), et les polypes résultant de l'irritation longtemps prolongée de la pituitaire ;

6° L'irritation, les abcès, les fistules et les fongosités des sinus maxillaires, maladies des plus graves, des plus douloureuses, et qui, abandonnées à elles-mêmes, nécessitent quelquefois une des opérations les plus cruelles de la chirurgie ;

7° L'angyne gutturale, *inflammation de la membrane muqueuse* qui recouvre les piliers et le voile du palais, les amygdales et la luette ;

8° L'otite aiguë, ou l'inflammation de la membrane qui s'étend depuis l'orifice du conduit auditif jusqu'à l'extrémité de la trompe d'Eustache (*catarrhe, abcès de l'oreille*) ;

9° Ces nuances de la cutite, ou inflammation superficielle de la peau, connue sous le nom d'érythème, d'érysipèle du nez, de la face, etc., etc.

On se récriera sans doute contre l'emploi d'un traitement aussi simple, aussi facile, appliqué à tant de maladies en apparence si différentes. Comment, dira-t-on, l'apposition de deux ou de quatre sangsues à la cloison moyenne des fosses nasales, quelques mouchetures superficielles, de simples égratignures, peuvent-elles avoir une si heureuse influence sur des maladies dont plusieurs sont dangereuses, quelques-unes même souvent mortelles?

Quand on aura lu ce qui suit sur le trajet et l'organisation de la membrane pituitaire, on sera convaincu de la vérité de mes assertions.

Trajet de la membrane pituitaire.

L'anatomie démontre que la pituitaire tapisse, dans toute leur étendue, les *fosses nasales* et la partie *interne* du *nez*, depuis les ouvertures des narines jusqu'au pharynx où elle se continue avec celle de l'*arrière-bouche*, du *voile du palais* et de la *trompe d'Eustache;* qu'elle se prolonge sur toutes les éminences des *cavités olfactives*, et pénètre dans toutes leurs anfractuosités par un trajet extrêmement compliqué; qu'après avoir recouvert le plancher des fosses nasales, elle remonte le méat inférieur et le revêt; que là elle rencontre l'orifice du *canal nasal*, s'y enfonce et s'y continue ainsi avec la membrane *conjonctive* de *l'œil* par les *points lacrymaux*.

Du méat inférieur la membrane pituitaire se réfléchit sur le cornet inférieur au-dessus duquel elle pénètre dans le méat moyen, traverse l'infundibulum et s'engage dans les cellules ethmoïdales antérieures et dans les *sinus frontaux*. De là, passant par une autre ouverture qui conduit dans le *sinus maxillaire*, elle le revêt tout entier. A sa sortie du méat moyen, elle s'étend sur la surface convexe du cornet ethmoïdal, parvient dans le méat supérieur, s'enfonce dans les cellules ethmoïdales postérieures, se porte ensuite à la *voûte des fosses nasales* où elle tapisse la voûte criblée de l'ethmoïde, dont elle ferme tous les trous. En arrière, elle recouvre le corps du sphénoïde et s'enfonce dans les *sinus de cet os*. En devant, elle se réfléchit sur la surface *postérieure* des os du *nez* et y reçoit les vaisseaux qui les traversent. Enfin, en quittant la voûte des fosses nasales, la membrane pituitaire descend sur la *cloison qui les sépare*.

Organisation de la membrane pituitaire.

Analogue aux autres membranes muqueuses par le fluide qu'elle fournit, la pituitaire se continue avec *plusieurs d'entre elles*, c'est-à-dire avec celles de la *digestion*, de la *respiration*, et avec la *conjonctive oculaire*. Mais elle diffère essentiellement des autres organes du même genre, par une *épaisseur plus considérable* et par une *mollesse plus grande*. Elle mérite véritablement l'épithète de *veloutée*. Sa couleur rouge est beaucoup plus intense que dans les autres muqueuses : elle dépend du sang qui y est en *état de circulation*, et non d'une combinaison de ce fluide avec son tissu.

Les artères de la pituitaire sont fournies par cinq branches de l'artère maxillaire interne, par les branches sus-orbitaires et ethmoïdale de l'artère *ophthalmique*, par l'artère carotide interne, par la labiale supérieure et par les dorsales du nez. — Les veines sont peu connues; elles paraissent, en général, suivre le trajet des artères. Quelques-unes d'entre elles se réunissent avec celles du nez pour remonter, par les trous dont les os de cette partie sont percés, vers le commencement du sinus longitudinal supérieur de la dure-mère. Les veines sphéno-palatines vont se décharger dans les veines maxillaires internes. Quelques-unes de celles des sinus sphénoïdaux communiquent avec le sinus coronaire de la dure-mère; les autres viennent s'ouvrir dans la veine angulaire.

Au reste, tous ces vaisseaux rampent presque à nu à la surface de la membrane pituitaire, et le sang qu'elle contient, se trouvant à l'état de circulation, est toujours prêt à s'échapper à la première occasion qui se présente.

C'est ce que mille faits confirment. Quel enfant au collége, surtout s'il est d'un tempérament sanguin, n'a pas ressenti, après s'être échauffé à la course, de la chaleur, du prurit dans les narines, et n'y a pas, en y portant instinctivement le petit doigt, occasionné par la pression seule la sortie d'un sang vermeil, qui lui a fait éprouver un soulagement immédiat? Combien de vieillards, atteints de congestion cérébrale, échappent à une apoplexie foudroyante par une chute sur le nez et l'hémorrhagie ordinairement très abondante qui en est la suite! Ne pourrait-on pas affirmer que, pour éviter à la jeunesse les dangers d'une violente accélération de la circulation du sang; pour accorder à la vieillesse quelques jours d'existence de plus, la nature, toujours bienveillante, a disposé dans l'économie humaine un point faible, comme un mécanicien habile établit une soupape de sûreté pour prévenir l'explosion d'une machine à vapeur!

RÉSUMÉ.

De tout ce qui précède il résulte :

1º Que par les vaisseaux sanguins nombreux et plus ou moins volumineux, qui concourent à former la pituitaire, cette membrane a des rapports directs et indirects avec le siége des diverses maladies dont nous avons fait l'énumération ;

2º Que la cloison moyenne des fosses nasales est la partie la plus riche en vaisseaux sanguins ; qu'elle est anatomiquement indiquée et facilement accessible à l'application des moyens curatifs proposés ;

3º Que ces moyens sont simples, aisés à employer et à la portée des intelligences les plus vulgaires ;

4º Que l'écoulement du sang est obtenu sur-le-champ, et peut être activé, modéré, suspendu, arrêté à volonté ;

5º Enfin, que le soulagement qui toujours a lieu, ou la guérison parfaite qui en est souvent le résultat immédiat, sont dus au prompt écoulement du sang en circulation dans le cerveau, et au rétablissement de l'équilibre normal dans les parties précédemment engorgées, irritées ou enflammées.

RÉFLEXIONS

SUR L'APOPLEXIE.

Au nombre des maladies qui peuvent être prévenues ou guéries par l'apposition de quelques sangsues à la membrane pituitaire, il en est une que j'aurais pu compter ; c'est la plus grave, l'apoplexie cérébrale ; mais j'ai cru devoir l'exclure de cette catégorie à cause de sa gravité même. N'est-il pas dangereux, en effet, de confier à l'action comparativement lente des sangsues la guérison d'une maladie qui réclame l'emploi des moyens les plus prompts et les plus énergiques ?

Cette maladie, maintenant si fréquente en France et surtout à Paris, l'est beaucoup plus encore à Constantinople ; j'ai eu l'occasion d'en soigner un si grand nombre dans cette dernière ville, que je crois utile d'exposer ici le traitement auquel j'ai dû de nombreux succès. Les causes du mal ne sont pas absolument les mêmes dans les deux capitales ; à Paris, ce sont les passions vives, les veilles prolongées, les études opiniâtres, les excès de la table (1), les

(1) Combien de bons vivants, de gros mangeurs à face rubiconde, placés à table près du foyer, au milieu d'un grand dîner, glissent de leur siége et tombent, au grand effroi des convives ! Que fait-on en pareille circonstance ? On envoie chercher un médecin. « Dans l'intervalle on relève le malade, on le dé-« pouille d'une partie de ses vêtements ; on desserre les autres ; on le place sur « un lit, la tête élevée au moyen de quelques coussins, et un peu inclinée en ar-« rière ; on applique quelques réfrigérants sur les tempes et sur le front. Si le « malade est dans un lieu trop chaud, on le fait transporter, sans l'agiter beau-« coup, dans un endroit où la température soit moins élevée, et on ne lui couvre

appartements trop chauffés, etc. ; à Constantinople, il faut mettre en ligne de compte un embonpoint ordinairement considérable et une constitution éminemment apoplectique, la mode orientale de s'asseoir les jambes croisées et le corps sur les talons, position qui entrave la circulation des fluides en les retenant dans les régions supérieures, le manque d'exercice, l'abus des bains de vapeur, de l'opium et des aphrodisiaques, d'où résulte un état de constipation continuel, enfin l'habitude, pendant la nuit, de se couvrir la tête d'un épais turban qui y entretient une chaleur très élevée. Les Raïas, ou sujets grecs, arméniens et juifs, joignent à ces causes les accès de colère auxquels ils se livrent souvent dans leurs discussions d'intérêt, dans leurs querelles de famille, ou dans leurs rapports avec les autorités turques.

J'étais à peine arrivé à Constantinople que je fus appelé en consultation pour des apoplectiques. Le traitement alors usité consistait en une saignée de douze onces, une boisson délayante et la diète ; les hommes recevaient de plus sur leurs têtes rasées des lotions d'eau froide ; puis les consultants, se retiraient en se donnant rendez-vous pour le lendemain. S'il m'arrivait de dire à mes honorables confrères que, vu la dureté du pouls, une saignée nouvelle me paraissait indiquée,

« pas la tête, etc. » (*Dictionnaire abrégé des sciences médicales*, tome II, p. 92). Quelques dames de la société, qui se mêlent un peu de médecine, lui font respirer des sels, du vinaigre, de l'ammoniaque, ou lui frottent les tempes avec un liquide irritant, etc. Enfin le médecin arrive ! Mais que de temps perdu ! Que de congestions cérébrales peuvent, dans l'intervalle, être suivies d'un épanchement sanguin dans la substance du cerveau ! tandis que, si quelqu'un de la société, conservant son sang-froid, saisit, à défaut de canif ou de ciseaux, une plume taillée, une épingle, une allumette, un curedent, etc., et fait quelques égratignures superficielles à la membrane pituitaire, le sang coule sur-le-champ avec abondance, le cerveau se dégage, et le malade est en voie de guérison.

le médecin de la famille me fermait la bouche en m'assurant, d'accord avec ses collègues, que l'*air* du Levant, ne permettait pas des saignées aussi fréquentes qu'en Europe; que je trouverais beaucoup de mécomptes dans ma pratique avant de m'être familiarisé avec les exigences du climat, la différence des constitutions, des aliments, etc. Néanmoins, soit que nous eussions été appelés trop tard, soit que la fatalité le voulût ainsi, nous faisions rarement plus de deux ou trois consultations; le patient allait de mal en pis; et quand la famille demandait si nous avions encore quelque espérance : « Que voulez-vous ? répondait le médecin, c'est une apoplexie!! » A cette réponse, équivalant à une sentence de mort, la famille consternée se résignait, les médecins s'éloignaient disculpés, puisque le malade était atteint d'une apoplexie.

Cependant j'eus bientôt aussi des apoplectiques à traiter pour mon propre compte; mais, soit que j'eusse aussi été appelé trop tard, soit que l'apoplexie fût foudroyante, j'en perdis un assez grand nombre. J'aurais bien désiré, l'après-midi, revoir le malade auquel, le matin, j'avais fait faire deux fortes saignées, afin de juger de leur effet; mais que d'obstacles à vaincre ! Les Francs ne peuvent rester à Constantinople après le coucher du soleil; les distances sont si grandes qu'il faut quelquefois deux, trois ou quatre heures pour aller d'un malade chez un autre. Est-ce une femme turque qui est malade, le médecin peut la voir de bon matin, le mari est à la maison; il l'introduit, et tout se passe selon les lois du harem; mais, le soir, il ne peut plus la voir. L'avarice est un autre obstacle; on regrette de payer deux visites en un jour.

Ce ne fut que dans quelques familles peu fortunées, dont je m'étais attiré la confiance, que je pus faire deux visites dans la même journée. J'obtins dès-lors quelques succès; j'en aurais eu de plus nombreux si, dans l'intervalle de mes visites, quelque ami de la famille n'eût envoyé son médecin pour s'informer de l'état du malade et donner son opinion sur le traitement. Disciple de Brown, ce confrère blâmait les saignées, trouvait le malade bien faible, insinuait qu'il fallait lui donner des forces; la famille effrayée se refusait à de nouvelles émissions-sanguines. Les symptômes augmentaient d'intensité; le malade succombait, ou la maladie passait à l'état chronique.

Je me décidai bientôt, encouragé par le succès, à rester auprès des malades jusqu'à ce que j'eusse régularisé la circulation et obtenu l'état comparativement le plus favorable. Voici comment je m'y prenais.

Appelé chez une personne frappée d'apoplexie, j'y trouvais presque toujours le barbier de la famille, en possession, ainsi que ses confrères, d'exercer la petite chirurgie. Je commençais par vérifier l'état de la circulation générale, puis j'ordonnais au barbier d'ouvrir une des veines du bras (1), de laisser couler douze onces de sang, et de suspendre l'écoulement en comprimant la veine avec le pouce. Un quart-d'heure après, le pouls se trouvant à peu près le même qu'auparavant, le barbier laissait couler douze onces de sang de plus, et comprimait la veine de nouveau. J'attendais encore quinze minutes, et, s'il n'y avait pas de changement, le barbier laissait couler la même quantité, puis réunissait les bords de la plaie. Quelquefois, au bout d'une heure, l'état de la cir-

______

(1) On sera sans doute étonné de me voir prescrire la saignée du bras quand il est généralement reconnu que, dans l'apoplexie, celle du pied est préférable. Mais cette dernière saignée est rarement usitée dans l'Orient, et les barbiers se refusent souvent à la faire.

culation avait peu changé; mais trois fois sur quatre, le pouls s'était élevé, était devenu dur et vibrant. Le barbier laissait couler alors seize onces de sang, et recommençait une heure plus tard, s'il le fallait. Deux heures au plus après ces abondantes évacuations, le pouls avait perdu sa fréquence et sa dureté, et j'avais alors la presque certitude de la guérison de ces apoplexies sans épanchement ou avec un faible épanchement dans la substance cérébrale. Lorsque j'avais obtenu cet heureux résultat, je cherchais à m'en assurer la continuation. En conséquence mon drogman disait aux femmes de préparer de l'eau très chaude et une demi-douzaine de serviettes. Après avoir, sous quelque prétexte, renvoyé tout le monde de l'appartement, il plongeait les serviettes dans l'eau presque bouillante, les tordait, les pliait suivant leur longueur, et en entourait les pieds et les jambes de malade, qui, sous l'empire de la douleur, s'agitait violemment. Quand cette douleur avait diminué, nous entretenions l'irritation en arrosant les serviettes avec de l'eau encore très chaude. En même temps on faisait au malade des lotions froides sur la tête. Enfin, après être resté quatre, cinq et même six heures auprès du malade, je m'en allais plein d'espérance.

En effet, le jour suivant, il était évidemment mieux. Il avait beaucoup souffert toute la nuit. Les pieds et les jambes étaient presque à vif, ils étaient brûlants; le siége de l'apoplexie était déplacé. L'irritation était fixée dans les parties inférieures; il ne restait plus maintenant qu'à l'y entretenir par des sinapismes, et le malade était sauvé.

Si l'apoplexie est faible et prise à temps, tous les symptômes fâcheux disparaissent les uns après les autres, et le malade jouit d'une meilleure santé qu'auparavant. Si elle est de moyenne intensité, le traitement dure plus longtemps, mais il est également efficace. S'il existe un épanchement considérable de sang dans la substance cérébrale, la mort est presque certaine ; ainsi le proclament tous les médecins qui ont écrit sur cette maladie. Mais, s'il reste quelque chance de succès, ce ne peut être que par d'abondantes saignées et par une révulsion de la plus grande intensité et longtemps continuée.

C'est ainsi que je traitais beaucoup de vieillards très âgés, de constitution éminemment apoplectique et d'une grande obésité. Beaucoup guérirent et sans aucune de ces infirmités consécutives, dues le plus souvent à un traitement timide et insuffisant ; c'est ainsi que j'ai traité la veuve d'un visir (voyez *Neuf années à Constantinople,* tome 1er, p. 277), le vieux Saka Oghlou (*Ibid.*, p. 371) ; le banquier des administrateurs de la monnaie du Grand-Seigneur, et plusieurs autres. Enfin, pour donner au lecteur une idée des succès que l'on peut obtenir par ce traitement, et encourager les médecins à l'adopter, je crois utile de leur soumettre l'observation suivante.

OBSERVATION.

Le 10 mars 1827, je fus appelé pour un malade à *Oun Kapan* (échelle du marché aux farines), et conduit au premier étage d'un vaste moulin. Je trouvai un vieillard de 84 ans, qui n'avait jamais été malade et venait de tomber sans cause connue ; il avait perdu toute connaissance et n'avait pas proféré un mot. La paralysie était complète. Ses yeux étaient tout ouverts, et sa figure portait un air d'étonnement remarquable.

Le pouls était grand, plein, peu fréquent, quelquefois

même intermittent. J'attribuai ces symptômes à une congestion sanguine dans le cerveau, qui empêchait le libre retour
du sang vers le cœur. Je ne me laissai point intimider par ce
symptôme de faiblesse apparente.

Le barbier, appelé immédiatement après l'accident, attendait qu'un médecin arrivât. Je lui fais faire sur-le-champ
une saignée de dix onces ; dix minutes après, le pouls restant
le même, une saignée de douze onces ; une demi heure après,
le pouls s'étant élevé, une saignée de quinze à seize onces.

Demandé pour une visite dans le voisinage, j'allai la faire ;
quand je revins au bout d'une heure, le malade n'y était
plus. Son fils me dit que ce moulin n'offrant aucune commo-
dité pour le traitement d'une maladie aussi grave, il venait de
le faire transporter à Kadi-Keuy, résidence de la famille ;
qu'une autre barque nous attendait pour nous y transporter.

Arrivé enfin, après deux heures de la plus pénible traver-
sée, par un vent contraire, je trouvai le malade moins mal
que le matin. Le pouls, continuant à être plein, fort et dur,
exigeait encore quelques saignées. Le barbier lui en fit trois
en deux heures de temps ; la dernière, plus copieuse que les
autres, acheva de régulariser la circulation. Je crus ce moment favorable pour recourir à la puissante révulsion dont
j'ai parlé précédemment.

Interrogé par la famille si j'avais quelque espoir de guérison, j'affirmai que le malade était hors de danger et assez
bien pour que ma présence ne fût pas nécessaire pendant la
nuit. Je promis de revenir le jour suivant et chargeai le
barbier d'entretenir l'irritation aux pieds et aux mollets
jusqu'à mon retour.

Je retournai à Pera ; mais, les vents continuant de souffler
pendant trois jours entiers dans la même direction, il me
fut impossible de me rendre à Kadi-Keuy ; et, comme je ne

reçus aucune nouvelle du malade, je dus croire que la famille avait appelé un autre médecin ; bientôt je perdis toute idée du meunier.

Deux mois après, je fus appelé à Psammatia pour un malade. En entrant dans l'appartement, je vis un vénérable vieillard, qui, vu la grande chaleur de la saison, se promenait, vêtu seulement d'une ample chemise de soie de Brousse écrue ; une tête volumineuse, un col gros et court, une vaste poitrine, une démarche assurée frappèrent mon attention ; c'était un Hercule de quatre pieds dix pouces de haut. Je le regardais avec admiration. « Quoi ! vous ne me reconnaissez pas ? me dit le vieillard en riant. — J'avouai que non. — Avez-vous donc oublié le meunier de Oun-Kapan ? » Je pus à peine le reconnaître, tant il était changé en bien. « Quoi ! c'est vous ! et qui vous a donné des soins après moi ? — Personne : j'ai guéri tout seul, mais j'ai bien souffert. Voyez mes jambes et mes pieds encore tout rouges des effets de la révulsion ! »

Le barbier avait suivi très exactement mes injonctions. Il avait continué la révulsion, tantôt avec de l'eau très chaude, tantôt avec des sinapismes ; en quinze jours, tous les symptômes de l'apoplexie avaient disparu, et depuis il avait joui de la santé la plus parfaite.

« Mais savez-vous pourquoi je vous ai fait prier de passer ? — Nullement ; vous me paraissez on ne peut mieux portant. — C'est vrai ; mais j'éprouve de temps en temps des symptômes semblables à ceux qui précédèrent ma grande maladie. Il me semble qu'une ou deux bonnes saignées ne pourraient que me faire du bien. « Je lui tâtai le pouls ; il était plein et dur. J'approuvai son idée et lui fis faire en ma présence deux fortes saignées, qui rétablirent l'équilibre de la circulation et un état de santé très satisfaisant.

On se récriera sans doute contre la saignée *coup sur coup* ainsi employée dans le traitemeut de l'apoplexie. Je répondrai que cette maladie est une des plus dangereuses qui existent; que, négligée ou faiblement traitée, elle conduit à une convalescence imparfaite qui, tôt ou tard, se termine fatalement; qu'il est donc de toute nécessité de faire cesser le plus tôt possible l'afflux du sang vers la tête, de l'attirer et de le fixer vers les parties les plus éloignées du cerveau; et personne ne disconviendra que les saignées faites et la puissante révulsion opérée comme je les ai indiquées ne soient les moyens les plus héroïques que l'art puisse employer pour arriver promptement à ce but désiré.

Il est, je crois, utile d'ajouter que, pour obtenir des succès nombreux par ce traitement, il est indispensable que le médecin reste auprès de son malade assez de temps ou revienne le voir assez souvent pour observer les différentes phases de la circulation, et pour saisir le moment où elle permet l'emploi des révulsifs. Qui veut le but veut les moyens.

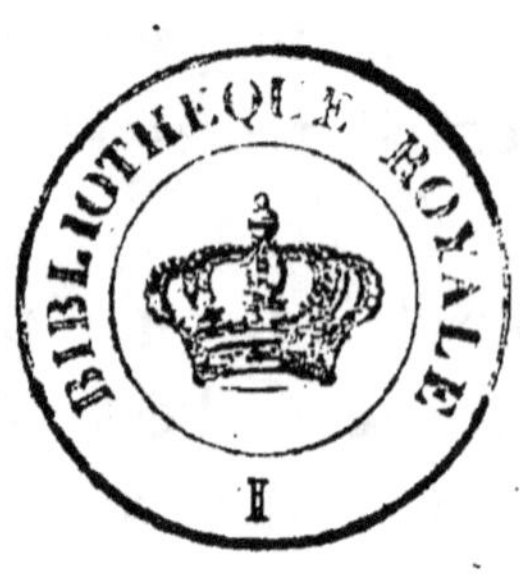

TABLE.

www.ingramcontent.com/pod-product-compliance
Lightning Source LLC
Chambersburg PA
CBHW071955150726
48196CB00067B/1221